GW01255591

Das cholesterinarme Kochbuch

+50 einfache und köstliche Rezepte

Kristen Pohl

Alle Rechte vorbehalten.

Haftungsausschluss

INHALTSVERZEICHNIS

EINFÜHRUNG

Eine fettarme Ernährung reduziert die Menge an Fett, die über die Nahrung aufgenommen wird, manchmal drastisch. Je nachdem, wie extrem diese Diät oder dieses Ernährungskonzept umgesetzt wird, können nur 30 Gramm Fett pro Tag konsumiert werden.

Bei konventioneller Vollwertnahrung nach Interpretation der Deutschen Gesellschaft für Ernährung ist der empfohlene Wert mehr als doppelt so hoch (ca. 66 Gramm oder 30 bis 35 Prozent der täglichen Energiezufuhr). Durch die starke Reduzierung des Nahrungsfetts sollten die Pfunde fallen und / oder sich nicht auf den Hüften zurücklehnen.

Auch wenn es mit dieser Diät an sich keine verbotenen Lebensmittel gibt: Mit Leberwurst, Sahne und Pommes Frites haben Sie das Tageslimit für Fett schneller erreicht, als Sie sagen können, dass es noch lange nicht voll ist. Daher sollten für eine fettarme Ernährung hauptsächlich oder ausschließlich Lebensmittel mit niedrigem Fettgehalt auf dem Teller landen - vorzugsweise "gute" Fette wie die in Fisch- und Pflanzenölen.

Was sind die Vorteile einer fettarmen Diät?

Fett liefert lebenswichtige (essentielle) Fettsäuren. Der Körper braucht auch Fett, um bestimmte Vitamine (A, D, E, K) aus der Nahrung aufnehmen zu können. Es wäre daher keine gute Idee, Fett in Ihrer Ernährung insgesamt zu eliminieren.

Insbesondere in wohlhabenden Industrienationen wird täglich deutlich mehr Fett konsumiert, als von Experten empfohlen wird. Ein Problem dabei ist, dass Fett besonders energiereich ist - ein Gramm davon enthält 9,3 Kalorien und damit doppelt so viel wie ein Gramm Kohlenhydrate oder Eiweiß. Eine erhöhte Fettaufnahme fördert daher Fettleibigkeit. Darüber hinaus sollen zu viele gesättigte Fettsäuren wie Butter, Schmalz oder Schokolade das Risiko für Herz-Kreislauf-Erkrankungen und sogar Krebs erhöhen. Eine fettarme Ernährung könnte diese beiden Probleme verhindern.

NIEDRIGFETTE LEBENSMITTEL: TABELLE FÜR LEAN-ALTERNATIVEN

Die meisten Menschen sollten sich bewusst sein, dass es nicht gesund ist, sich in unkontrolliertes Fett zu stopfen. Offensichtliche Fettquellen wie Fettränder auf Fleisch- und Wurst- oder Butterseen in der Pfanne sind leicht zu vermeiden.

Bei versteckten Fetten, wie sie in Gebäck oder Käse enthalten sind, wird es schwieriger. Bei letzteren wird die Fettmenge manchmal als absoluter Prozentsatz angegeben, manchmal als "% FiTr.", Dh der Fettgehalt in der Trockenmasse, der entsteht, wenn das Wasser aus dem Lebensmittel entfernt wird.

Für eine fettarme Ernährung muss man genau hinschauen, denn ein Sahnequark mit 11,4% Fett klingt fettärmer als einer mit 40% FiTr. Beide Produkte haben den gleichen Fettgehalt. Listen von Ernährungsexperten (z. B. der DGE) helfen dabei, eine fettarme Ernährung so einfach wie möglich in den Alltag zu integrieren und Stolperfallen zu vermeiden. Zum Beispiel ist hier eine anstelle einer Tabelle (fettreiche Lebensmittel mit fettarmen Alternativen):

Fettreiche Lebensmittel

Fettarme Alternativen

Butter

Frischkäse, Kräuterquark, Senf, Sauerrahm, Tomatenmark

Pommes Frites, Bratkartoffeln, Kroketten, Kartoffelpuffer

Pellkartoffeln, Ofenkartoffeln oder Ofenkartoffeln

Schweinebauch, Wurst, Gans, Ente

Kalbfleisch, Wildbret, Pute, Schweinekotelett, -lende, Huhn, Entenbrust ohne Haut

Lyoner, Mortadella, Salami, Leberwurst, Blutwurst, Speck

Gekochter / geräucherter Schinken ohne fetten Rand, fettarme Würste wie Lachsschinken, Putenbrust, Braten, Aspikwurst

Fettfreie Alternativen zu Wurst oder Käse oder zum Kombinieren

Tomaten, Gurken, Radieschenscheiben, Salat auf Brot oder sogar Bananenscheiben / dünne Apfelschnitze, Erdbeeren

Fischstäbchen

Gedämpfter, fettarmer Fisch

Thunfisch, Lachs, Makrele, Hering

Gedämpfter Kabeljau, sagt, Schellfisch

Milch, Joghurt (3,5% Fett)

Milch, Joghurt (1,5% Fett)

Sahnequark (11,4% Fett = 40% FiTr.)

Quark (5,1% Fett = 20% FiTr.)

Doppelfrischkäse (31,5% Fett)

Schichtkäse (2,0% Fett = 10% FiTr.)

Fettkäse (> 15% Fett = 30% FiTr.)

Fettarmer Käse (max. 15% Fett = max. 30% FiTr.)

Creme fraiche (40% Fett)

Saure Sahne (10% Fett)

Mascarpone (47,5% Fett)

Körniger Frischkäse (2,9% Fett)

Obstkuchen mit Mürbeteig

Obstkuchen mit Hefe oder Biskuit

Biskuit, Sahnetorte, Schokoladenkekse, Shortbread, Schokolade, Riegel

Fettarme Süßigkeiten wie russisches Brot, Ladyfingers, Trockenfrüchte, Gummibärchen, Fruchtgummi, Mini-Schokoladenküsse (Achtung: Zucker!)

Nuss-Nougat-Creme, Schokoladenscheiben

Körniger Frischkäse mit etwas Marmelade

Croissants

Brezelcroissants, ganze Brötchen, Hefegebäck

Nüsse, Kartoffelchips

Salzstangen oder Brezeln

Eiscreme

Fruchteis

Schwarze Oliven (35,8% Fett)

grüne Oliven (13,3% Fett)

NIEDRIGFETTE ERNÄHRUNG: WIE SIE FETT IM HAUSHALT SPAREN

Neben dem Austausch von Zutaten gibt es noch einige andere Tricks, mit denen Sie eine fettarme Ernährung in Ihren Alltag integrieren können:

Dämpfen, Schmoren und Grillen sind fettsparende Kochmethoden für eine fettarme Ernährung.

Im Römertopf oder mit speziellen Edelstahltöpfen kochen. Lebensmittel können auch ohne Fett in beschichteten Pfannen oder in der Folie zubereitet werden.

Sie können Fett auch mit einem Pumpsprühgerät sparen: Füllen Sie etwa die Hälfte des Öls und Wassers ein, schütteln Sie es und sprühen Sie es vor dem Braten auf den Boden des Kochgeschirrs. Wenn Sie kein Pumpsprühgerät haben, können Sie das Kochgeschirr mit einer Bürste einfetten - dies spart auch Fett.

Ersetzen Sie für eine fettarme Ernährung in Sahnesaucen oder Aufläufen die Hälfte der Sahne durch Milch.

Lassen Sie Suppen und Saucen abkühlen und schöpfen Sie dann das Fett von der Oberfläche.

Bereiten Sie Saucen mit etwas Öl, Sauerrahm oder Milch zu.

Braten- und Gemüsebrühe können für eine fettarme Ernährung mit püriertem Gemüse oder geriebenen rohen Kartoffeln gebunden werden.

Legen Sie Pergamentpapier oder Folie auf das Backblech, dann müssen Sie nicht einfetten.

Fügen Sie einfach ein kleines Stück Butter und frische Kräuter zu Gemüsegerichten hinzu, und die Augen werden bald auch essen.

Cremeschalen mit Gelatine binden.

NIEDRIGFETTE ERNÄHRUNG: WIE GESUND IST ES WIRKLICH?

Ernährungsexperten sind seit langem davon überzeugt, dass eine fettarme Ernährung der Schlüssel zu einer schlanken Figur und Gesundheit ist. Butter, Sahne und rotes Fleisch hingegen galten als Gefahr für das Herz, die Blutwerte.und Skalen. Immer mehr Studien deuten jedoch darauf hin, dass Fett nicht so schlimm ist, wie es nur geht. Im Gegensatz zu einem fettarmen Ernährungsplan konnten sich die Testpersonen beispielsweise an ein mediterranes Menü mit viel Pflanzenöl und Fisch halten, waren gesünder und wurden immer noch nicht fett.

Beim Vergleich verschiedener Studien zu Fett stellten amerikanische Forscher fest, dass kein Zusammenhang zwischen dem Konsum von gesättigten Fettsäuren und dem Risiko einer koronaren Herzkrankheit besteht. Es gab auch keine eindeutigen wissenschaftlichen Beweise dafür, dass fettarme Diäten das Leben verlängern. Nur sogenannte Transfette, die unter anderem beim Frittieren und beim teilweisen Aushärten von pflanzlichen Fetten (in Pommes Frites, Pommes Frites, Fertigwaren usw.) entstehen, wurden von den Wissenschaftlern als gefährlich eingestuft.

Diejenigen, die nur oder hauptsächlich fettarme oder fettfreie Lebensmittel essen, essen wahrscheinlich insgesamt bewusster, laufen jedoch Gefahr, zu wenig von den „guten Fetten" zu bekommen. Es besteht auch das Risiko eines Mangels an fettlöslichen Vitaminen, die unser Körper zur Aufnahme von Fett benötigt.

Fettarme Ernährung: das Endergebnis

Eine fettarme Ernährung erfordert den Umgang mit den Lebensmitteln, die man konsumieren möchte. Infolgedessen ist man sich wahrscheinlich des Kaufens, Kochens und Essens bewusster.

Bei der Gewichtsabnahme zählt jedoch nicht in erster Linie, woher die Kalorien stammen, sondern dass Sie weniger davon pro Tag zu sich nehmen, als Sie verbrauchen. Noch mehr: (essentielle) Fette sind für die allgemeine Gesundheit notwendig, da der Körper ohne sie bestimmte Nährstoffe nicht nutzen und bestimmte Stoffwechselprozesse nicht ausführen kann.

Zusammenfassend bedeutet dies: Eine fettarme Ernährung kann ein wirksames Mittel zur Gewichtskontrolle oder zur Kompensation des Fettgenusses sein. Es ist nicht ratsam, ganz auf Nahrungsfett zu verzichten.

Sellerie SCHNITZEL

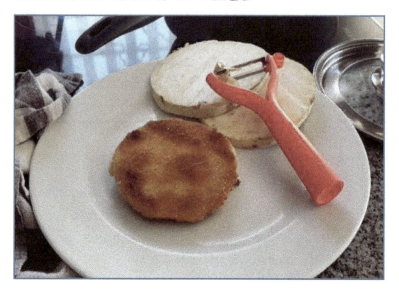

Portionen: 2

ZUTATEN

- 1 Stck Sellerieknolle
- 1 Schuss   Zitronensaft zum Nieseln
- 1 Preis Salz-
- 1 Preis Pfeffer aus der Mühle
- für die Panade
- 2 EL   Mehl
- 2 Stk Eier, mittelgroß
- 3 EL   Semmelbrösel

VORBEREITUNG

Den Sellerie schälen, in ca. 0,5 bis 1 cm dicke Scheiben schneiden, mit etwas Zitronensaft beträufeln und mit Salz und Pfeffer würzen.

Dann das Sellerie-Schnitzel panieren - zuerst die Stücke in Mehl, dann in geschlagenes Ei und schließlich in Semmelbrösel wenden. Drücken Sie mit den Fingern ein wenig auf die Panade.

Zum Schluss eine beschichtete Pfanne mit Öl oder geklärter Butter erhitzen und das Sellerie-Schnitzel auf beiden Seiten ca. 5 Minuten darin braten.

Selleriesalat mit Nüssen

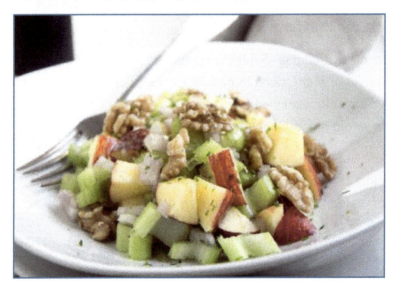

S.

Portionen: 4

ZUTATEN

- 1 Föderation Sellerie
- 2 Stk Äpfel
- 1 Stck Zwiebel
- 50 G   Walnüsse, gehackt
- für das Dressing
- 4 EL   Walnussöl
- 4 EL   Rapsöl
- 4 EL   Balsamico Essig
- 1 Preis Salz-
- 1 Preis Pfeffer

VORBEREITUNG

Sellerie und Äpfel gründlich waschen und in kleine Stücke schneiden, ca. 1 cm groß.

Dann die Zwiebel abziehen und in kleine Stücke schneiden.

Rapsöl, Walnussöl und Balsamico-Essig zu einem Dressing mischen und nach Belieben mit Salz und Pfeffer abschmecken.

Walnüsse, Äpfel, Sellerie, Zwiebeln und Dressing zusammen in eine Schüssel geben und den Selleriesalat ziehen lassen. Etwa 30 Minuten in den Kühlschrank stellen und dann servieren.

SELBSTGEMACHTER JOGHURT

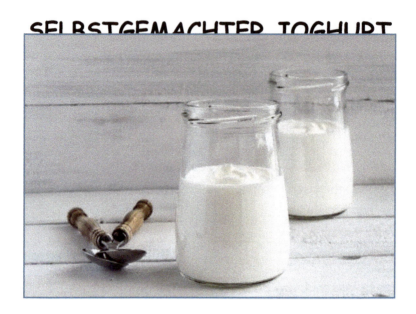

Portionen: 4

ZUTATEN

- 1 l   Bio-Vollmilch, frisch
- 150 G. Bio-Naturjoghurt mit lebenden Kulturen
- 4 Stk Schraubgläser
- 1 Stck Flüssigkeitsthermometer

VORBEREITUNG

Heizen Sie den Ofen zuerst auf 50 ° C vor.

Dann die frische Vollmilch in einen Topf geben und unter ständigem Rühren auf 90 ° C erhitzen und ca. 5 Minuten halten. Messen Sie die Temperatur unbedingt mit einem Thermometer.

Nehmen Sie dann die Milch vom Herd und lassen Sie sie auf 49 ° C abkühlen. Messen Sie die genaue Temperatur mit einem Thermometer.

Stellen Sie nun 4 saubere Schraubgläser in eine ofenfeste Schüssel. Rühren Sie den Naturjoghurt in die Milch und verteilen Sie die Milch-Joghurt-Mischung auf den Schraubgläsern.

Stellen Sie die Dose mit den Gläsern in den vorgeheizten Ofen und bewegen Sie sie nach Möglichkeit nicht. Schalten Sie dann den Ofen aus und lassen Sie die Gläser 10 Stunden darin stehen.

Zum Schluss die Gläser mit einem Deckel fest verschließen und im Kühlschrank aufbewahren. Hausgemachter Joghurt schmeckt hervorragend zu Obst oder Kompott.

HOMEMADE SPAETZLE

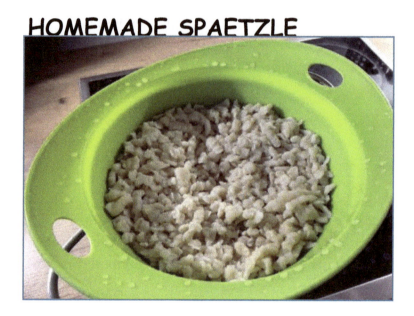

Portionen: 3

ZUTATEN

- 375 G. Mehl
- 2 Stk Eier
- 1 Preis Salz-
- 250 ml Wasser

VORBEREITUNG

Dazu das Mehl in eine Rührschüssel sieben, die Eier und eine gute Prise Salz hinzufügen und vorsichtig mit einem Holzlöffel umrühren.

Dann mit einem Handmixer (Teighaken) kräftig umrühren und das Wasser in Schlucken hinzufügen, bis der Teig sprudelt, glatt und nicht zu fest ist.

Gießen Sie den Teig mit einer Spätzlepresse (möglicherweise in Portionen) in einen breiten Topf mit kochendem Wasser und lassen Sie ihn ziehen (ca. 4 - 6 Minuten).

Sobald sie an die Oberfläche kommen, nehmen Sie die hausgemachte Spätzle mit einem geschlitzten Löffel aus dem Wasser und gießen Sie sie zum Abtropfen in ein Sieb.

SELBSTGEFERTIGTES

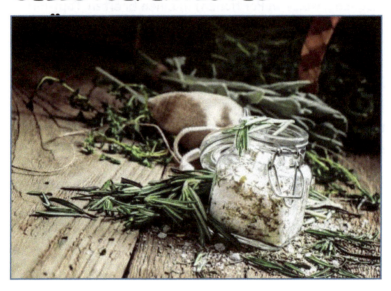

S.

Portionen: 5

ZUTATEN

- 1 Föderation Majoran
- 1 kg   Meersalz (grob)
- 1 Föderation Petersilie
- 1 Föderation Rosmarin
- 1 Föderation Schnittlauch
- 1 Föderation Thymian
- 1 Föderation Salbei

VORBEREITUNG

Rosmarin, Thymian, Salbei, Schnittlauch, Petersilie und Majoran auf ein Backblech legen und ca. 30 Minuten bei 35 ° C im Ofen trocknen lassen. Drehen Sie es ab und zu.

Dann trennen Sie die Blätter von den Stielen und mischen Sie die Blätter mit dem Meersalz.

Nun das Salz und die Kräuter mit einem Mörser zerdrücken und gut mischen.

Das Kräutersalz kann sofort zum Würzen verwendet oder zur Aufbewahrung in saubere, trockene Gläser mit Schraubverschlüssen gegossen werden.

Schweinefleischstreifen mit

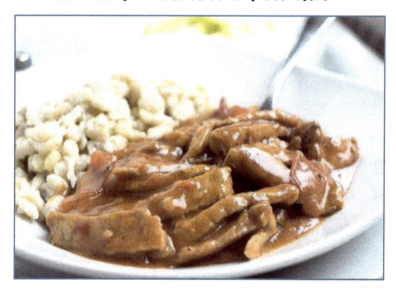

S.

Portionen: 4

ZUTATEN

- 500 G. Schweinefleisch, schlank
- 8 Stk Schalotten
- 3 EL Rapsöl
- 3 TL Paprikapulver, edel süß
- 0,5 TL Curry Pulver
- 1 Preis Boden Kümmel
- 150 ml Weißwein, trocken
- 400 ml Gemüsebrühe
- 200 ml Tomaten, in Dosen

- 1 Stck Lorbeerblatt
- 1 TL   Salz und Pfeffer
- 2 EL   Sahne

VORBEREITUNG

Für die Schweinestreifen zuerst das Schweinefleisch waschen, trocken tupfen und in 2-3 cm lange Streifen schneiden. Schalotten und Zwiebeln schälen und fein hacken.

Dann das Öl in einer Pfanne erhitzen und die Schalotten und Zwiebeln sowie das Schweinefleisch anbraten.

Jetzt mit Paprika, Curry und Kümmel bestreuen, kurz anbraten und mit Wein ablöschen.

Dann die Gemüsebrühe und das Tomatenpüree einfüllen und das Lorbeerblatt hinzufügen.

Decken Sie das Schweinefleisch ein und lassen Sie es bei milder Hitze ca. 30-40 Minuten schmoren.

Nach Ablauf der Garzeit das Lorbeerblatt entfernen, die Sahne einrühren und mit Salz und Pfeffer würzen.

Schweinefilet mit Paprika-Sauce

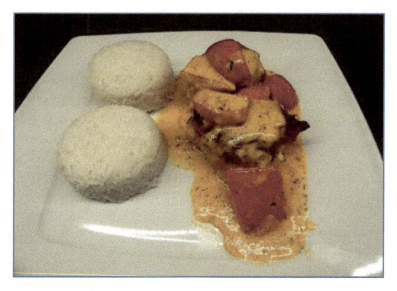

Portionen: 4

ZUTATEN

- 800 G. Lendenstück, Schweinefleisch
- 3 EL   Olivenöl
- 1 Preis Salz-
- 1 Preis Pfeffer aus der Mühle
- 12 Schb   Speck
- für die Soße
- 1 Stck Zwiebel
- 1 Stck Knoblauchzehe
- 2 Stk Paprika, rot
- 1 Stck Paprika, gelb
- 120 G. Tomaten, in Dosen
- zwischen Rosmarin

- zwischen Thymian
- 1 Schuss   Sahne

VORBEREITUNG

Heizen Sie den Ofen zuerst auf 180 Grad vor (Hitze von oben nach unten).

Dann die Paprika halbieren, den Kern entfernen, die Pfefferhälften waschen und in mundgerechte Stücke schneiden.

Zwiebel und Knoblauch schälen und fein hacken. Thymian und Rosmarin waschen, trocken schütteln und fein hacken.

Nun das Schweinefilet mit Salz und Pfeffer würzen, das Olivenöl in einer Bratpfanne erhitzen, das Fleisch überall anbraten und das Fleisch aus der Bratpfanne nehmen.

Dann die Zwiebel- und Knoblauchwürfel kurz in den Bratresten anbraten, dann den Rosmarin und den Thymian dazugeben und kurz anbraten.

Dann etwas mehr Öl hinzufügen, die Pfefferstücke hinzufügen und unter Rühren etwa 1 Minute köcheln lassen.

Zum Schluss die Tomaten dazugeben, das Lendenfilet mit den Speckscheiben umwickeln, auf das Gemüse legen und im vorgeheizten Backofen ca. 10-15 Minuten kochen lassen.

SCHWARZER SALSEY STEW

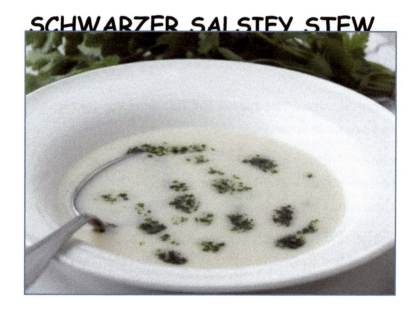

Portionen: 2

ZUTATEN

- 2 EL   Essig, für das Essigwasser
- 1 EL   Dill, gehackt
- für den Eintopf
- 1 Preis Salz-
- 1 Preis Pfeffer, schwarz, frisch gemahlen
- 500 G. Schwarzwurzeln
- 300 G Kartoffeln, wachsartig
- 8 Stk Möhren
- 2 EL   Pflanzenöl
- 700 ml Gemüsebrühe
- 100 G. Erbsen, jung, gefroren
- 1 Preis Boden Kümmel

- für die Kaution
- 2 Stk Schalotten, klein
- 200 G. Rindersteak Hackfleisch
- 0,5 TL Boden Kümmel
- 1 Preis Salz-
- 1 Preis Pfeffer, schwarz, frisch gemahlen

VORBEREITUNG

Geben Sie etwas Essig in eine Schüssel und füllen Sie Wasser nach.

Die Schwarzwurzel unter kaltem Wasser bürsten, waschen und schälen. Dann in ca. 2 cm große Stücke schneiden und sofort in das Essigwasser geben.

Dann die Karotten schälen, waschen und würfeln. Kartoffeln schälen, waschen und in kleine Würfel schneiden.

Zum Garnieren die Schalotten abziehen und fein würfeln. Dann in einer Schüssel mit Hackfleisch, Kümmel, Salz und Pfeffer mischen und zu kleinen Knödeln formen.

Nun die Schwarzwurzel abtropfen lassen. Das Öl in einem Topf erhitzen und die schwarze Schwarzwurzel mit den gewürfelten Kartoffeln und Karotten hinzufügen. Alles unter Rühren ca. 3-4 Minuten dämpfen und mit der Brühe ablöschen.

Decken Sie den schwarzen Schwarzwurzeleintopf ab und kochen Sie ihn bei mittlerer Hitze etwa 10 Minuten lang. Dann die Erbsen und Fleischbällchen dazugeben und alles weitere 15 Minuten leicht köcheln lassen.

Den Eintopf mit Salz, Pfeffer und Kümmel würzen und in vorgeheizte Suppentassen gießen. Den gehackten Dill darüber streuen und sofort servieren.

SCHNELLER KAROTTEN-SALAT

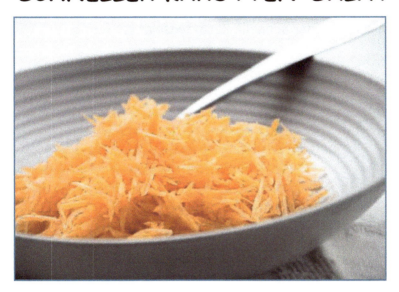

S.

Portionen: 2

ZUTATEN

- 6 Stk Bio-Karotten
- 3 Stk Bio-Orangen
- 2 EL   Öl
- 1 Preis Birkenzucker / Xylit

VORBEREITUNG

Waschen Sie zuerst die Karotten, schneiden Sie den Stiel ab und reiben Sie die Karottenstücke mit einer Reibe.

Dann die Orangen halbieren und auspressen.

Nun die geriebene Karotte, den Orangensaft, das Öl und den Birkenzucker in eine Schüssel geben und gut umrühren - der schnelle Karottensalat ist fertig.

SCHNELLE

HAFERMILCHPORRIDGE MIT

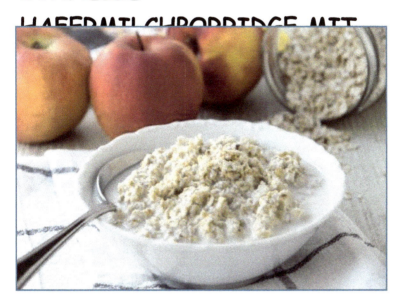

Portionen: 4

ZUTATEN

- 200 ml Hafermilch (Hafergetränk)
- 20 G. Haferflocken, zart
- 2 EL Bio-Apfelbrei

VORBEREITUNG

Nehmen Sie zunächst einen kleinen Topf, geben Sie die Hafermilch hinzu, lassen Sie sie bei mittlerer Hitze köcheln, nehmen Sie sie vom Herd und rühren Sie das Haferflockenmehl ein.

Dann das Ganze ca. 5 Minuten stehen lassen, Apfelpulpe einrühren und nach dem Abkühlen den fertigen Hafermilchbrei mit Apfelpulpe servieren.

SCHNELLE LINSENSUPPE

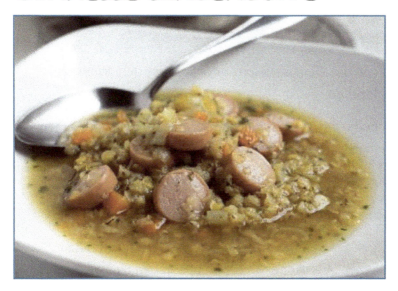

S.

Portionen: 2

ZUTATEN

- 1 Föderation Suppengrün
- 150 G. Rote Linsen
- 1 EL   Olivenöl
- 1 EL   Instant-Gemüsebrühe
- 2 Stk Wiener
- 1 Schuss   Apfelessig
- 1 Preis Salz-
- 1 Preis Pfeffer

VORBEREITUNG

Reinigen Sie zuerst das Suppengrün und würfeln Sie es in kleine Würfel.

Dann kurz in Olivenöl rösten.

Wenn das Gemüse leicht gebräunt ist, mit Wasser ablöschen.

Nun die roten Linsen dazugeben und alles zum Kochen bringen.

Nun die Instant-Gemüsebrühe einrühren.

Dann ca. 10 Minuten köcheln lassen.

Fügen Sie nun die in Scheiben geschnittenen hinzu .Wiener Würstchen in die Suppe geben und weitere 5 Minuten ziehen lassen.

Dann Salz und Pfeffer hinzufügen und den Geschmack der Suppe mit dem Apfelessig abrunden.

Schinken- und Pilzsauce

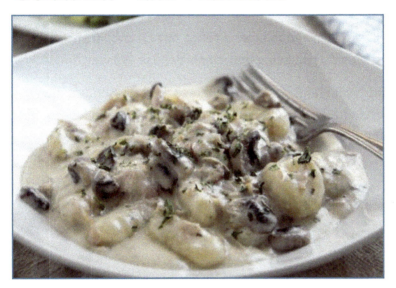

S.

Portionen: 3

ZUTATEN

- 1 Tasse   Pilz
- 3 Bl   Schinken
- 200 ml Sahne
- 1 Stck Zwiebel
- 1 Preis Salz-
- 1 EL   Petersilie (gehackt)
- 1 EL   Öl
- 1 Preis Pfeffer

VORBEREITUNG

Zwiebel schälen und in kleine Würfel schneiden. Die Pilze und den Schinken fein in Würfel schneiden.

Alles zusammen in einer Pfanne mit Öl anbraten. Fügen Sie Rama Cremefine und einen Schuss Wasser hinzu.

Mit Salz und Pfeffer abschmecken. Zum Schluss die gehackte Petersilie dazugeben und einkochen lassen, bis eine dicke Sauce entsteht.

SCHELLFISCH

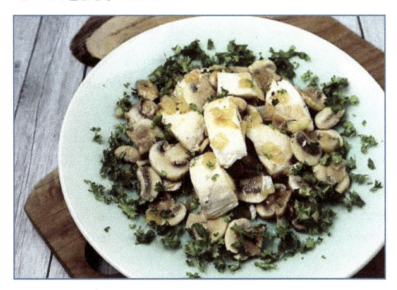

S.

Portionen: 4

ZUTATEN

- 600 G. Schellfischfilets
- 1 Stck Zwiebel
- 3 Stk Knoblauchzehen
- 125 ml Weißwein
- 250 g Pilze
- 1 Föderation Petersilie, gehackt
- 1 Preis Salz-
- 1 Preis Pfeffer
- 1 Schuss   Öl

VORBEREITUNG

Reinigen Sie zuerst die Pilze und schneiden Sie sie in Scheiben. Zwiebel und Knoblauchzehen schälen und fein hacken.

Den Fisch in größere Stücke schneiden, Öl in einer Pfanne erhitzen und die Fischstücke auf beiden Seiten kurz anbraten.

Dann den Weißwein einfüllen, die Pilze, die Zwiebel und den Knoblauch dazugeben und abdecken und ca. 20 Minuten köcheln lassen.

Dann das Schellfischdockel mit Salz und Pfeffer würzen und nochmals 5 Minuten ziehen lassen.

SCHATZKARTOFFELN

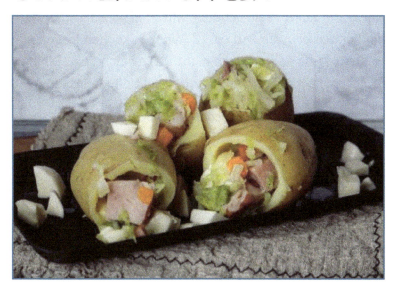

S.

Portionen: 4

ZUTATEN

- 8 Stk Kartoffeln, toll
- 200 G. Wirsing
- 200 G. Möhren
- 125 G. Mozzarella
- 1 Preis Salz-
- 1 Preis Pfefferweiß
- 0,25 l Gemüsebrühe
- 50 G   Kräuterbutter
- 1 Föderation Majoran, frisch
- 1 EL   Olivenöl
- 100 G. Schinkenwürfel, roh

VORBEREITUNG

Zuerst die Kartoffeln schälen, waschen, in Salzwasser zum Kochen bringen und ca. 12 Minuten kochen lassen - die Kartoffeln sollten noch nicht ganz weich sein. Dann die Kartoffeln abtropfen lassen und abkühlen lassen.

Entfernen Sie nun die äußeren Blätter vom Wirsing, halbieren Sie den Kohl und schneiden Sie den Stiel aus. Den Wirsing spülen und in feine Würfel schneiden.

Karotten schälen, waschen und würfeln. Schneiden Sie auch den Mozzarella in feine Würfel.

Als nächstes werden Kohl und Karotten kurz in Salzwasser getrennt, dann in ein Sieb geben und abtropfen lassen.

Nun die abgekühlten Kartoffeln vorsichtig mit einem Kugelschneider oder einem Löffel aushöhlen und nebeneinander in eine große Auflaufform legen.

Dann die Innenseite der Kartoffeln hacken und mit Wirsing, Karotten und Mozzarella mischen, dann mit Salz und Pfeffer würzen und in die ausgehöhlten Kartoffeln füllen.

Gießen Sie nun die Gemüsebrühe in die Auflaufform, verteilen Sie die Kräuterbutter in Flocken auf den Kartoffeln und stellen Sie die Auflaufform bei 180 Grad oben / unten in die Mitte des Ofens und backen Sie sie 20 bis 30 Minuten lang.

In der Zwischenzeit den Majoran abspülen, trocken tupfen, die Blätter von den Stielen pflücken und in kleine Stücke schneiden. Braten Sie sie in der Pfanne mit dem gewürfelten Schinken und Öl und verteilen Sie sie dann auf den gekochten Kartoffeln.

HEISSES GEMÜSE

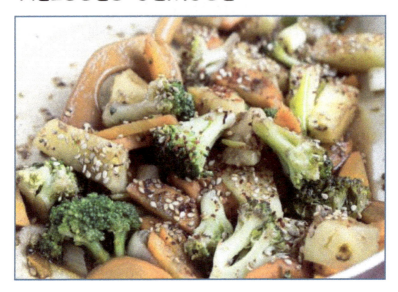

S.

Portionen: 4

ZUTATEN

- 3 Stk Möhren
- 250 g Brokkoli
- 1 Föderation Frühlingszwiebeln
- 2 Stk Knoblauchzehen
- 30 G. Ingwer
- 1 Stck Chili-Pfeffer, rot
- 5 Schb   Ananas (Dose)
- 150 ml Ananassaft
- 100 ml Gemüsebrühe (Instant)
- 1 EL   Mango-Chutney
- 2 EL   Reisessig

- 2 EL   Zucker, braun
- 1 EL   Sesamsamen
- 1 TL   Salz-

VORBEREITUNG

Braten Sie die Sesamkörner zunächst einige Minuten in einer beschichteten Pfanne unter ständigem Rühren. Dann lassen Sie die Samen abkühlen.

Den Brokkoli in kleine Röschen schneiden, sorgfältig waschen und in einem Sieb abtropfen lassen. Dann kratzen und kneifen Sie die Karotten.

Als nächstes waschen Sie den Ingwer und schneiden Sie ihn in kleine Stücke. Nun die Knoblauchzehen schälen und fein hacken. Die Frühlingszwiebeln reinigen, waschen und in Ringe schneiden. Die Chilis der Länge nach schneiden, die Samen entfernen, waschen und in kleine Würfel schneiden.

Gießen Sie nun die Ananas durch ein Sieb aus der Dose, sammeln Sie den Saft in einer Schüssel oder in einem großen Glas und schneiden Sie das Fruchtfleisch in kleine Stücke.

Dann das Öl in einem Wok erhitzen und den Brokkoli und die Karotten 2 Minuten braten.

Dann Ingwer, Knoblauch, Chili und die Frühlingszwiebelstücke dazugeben und 1 Minute braten.

Dann mischen Sie das Mango-Chutney mit dem Ananassaft und der Brühe. Dann die Mischung

zusammen mit dem Reisessig einfüllen, den braunen
Zucker und das Salz hinzufügen und einmal zum Kochen
bringen.

Zum Schluss die gerösteten Sesamkörner wie
gewünscht über das heiße Gemüse streuen und
servieren.

SCHARFE KÜRBISSTEUER

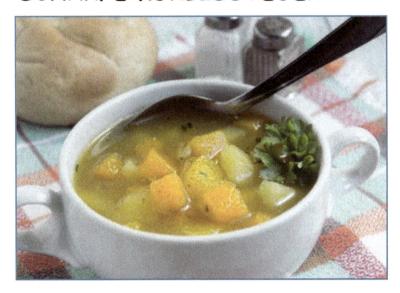

S.

Portionen: 4

ZUTATEN

- 2 Stk Mittelgroße Zwiebeln
- 400 g Möhren
- 500 G. Kartoffeln, hauptsächlich wachsartig
- 800 G. Kürbis
- 2 Stg Lauch, klein
- 5 EL   Öl
- 1 l   Gemüsebrühe, sofort
- 40 G. Erdnüsse, ungesalzen
- 0,5 Föderation   Schnittlauch
- 1 Stck Chili-Pfeffer, rot, klein
- 1 Stck Chili-Pfeffer, grün

- 1 Preis Salz-
- 1 Preis Cayenne Pfeffer
- 1 Preis Zucker
- 1 Msp Paprikapulver, edel süß
- 1 EL   Pfefferkörner, schwarz

VORBEREITUNG

Zuerst die Zwiebeln schälen und in feine Würfel schneiden. Dann die Kartoffeln schälen, waschen und würfeln. Schneiden Sie die Karotten oben auf dem Grün und die Wurzeln unten leicht ab, schälen Sie sie gegebenenfalls, andernfalls waschen Sie sie und schneiden Sie sie in dünne Scheiben.

Entfernen Sie nun die Wurzelenden des Lauchs, schneiden Sie den dunkelgrünen Lauch ab und schneiden Sie ihn in feine Ringe. Dann den Kürbis schälen, längs vierteln und die Samen mit einem Löffel entfernen (der Hokkaido muss nicht unbedingt geschält werden). Dann in mundgerechte Würfel schneiden.

Dann das Öl in einem Topf erhitzen, Lauch, Zwiebeln und Karotten darin kurz anbraten, die Kartoffeln hinzufügen, mit der Brühe ablöschen und mit einem Deckel abdecken und bei mäßiger Hitze etwa 20 Minuten köcheln lassen.

Anschließend die Erdnüsse in einer trockenen Pfanne goldbraun rösten. Den Schnittlauch waschen, trocknen und in feine Brötchen und die Chilischoten in feine Ringe schneiden.

Zum Schluss den würzigen Kürbiseintopf mit Salz, Cayennepfeffer, Zucker und Paprika würzen und die Chilis hinzufügen. Mit Erdnüssen, Schnittlauch und schwarzen Pfefferkörnern bestreut servieren.

Schalotten mit rotem Wein und Pilzen

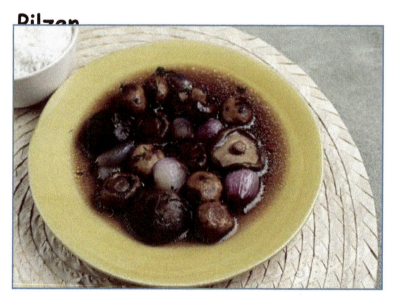

Portionen: 4

ZUTATEN

- 20 Stk Schalotten, klein
- 130 G. Egerlinge, klein
- 130 G. Shiitake-Pilze, klein
- 30 G. Butter
- 130 ml Fleischsuppe
- 130 ml Rotwein, stark
- 2 zwischen Thymian
- 1 Preis Salz-
- 1 Preis Pfeffer, frisch gemahlen

VORBEREITUNG

Zuerst die Schalotten schälen und die Pilze chemisch reinigen. Schneiden Sie auch die Stängel der Shiitake-Pilze ab.

Nun die Butter in einer Pfanne schmelzen, die Schalotten und Pilze darin ca. 5 Minuten braten - dabei häufig umrühren.

Dann den Rotwein und die Fleischbrühe einschenken, die Thymianzweige waschen, in die Pfanne geben und bei mäßiger Hitze ohne Deckel ca. 20 Minuten köcheln lassen.

Zum Schluss die Schalotten mit Rotwein und die Pilze mit Salz und Pfeffer (nach Geschmack) würzen.

SAUERKRAUT SALAT

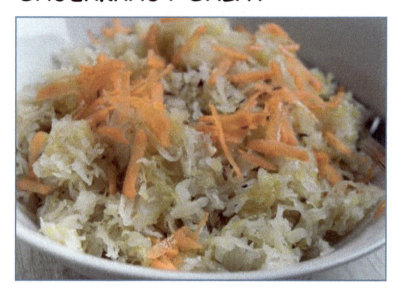

S.

Portionen: 4

ZUTATEN

- 500 G. Sauerkraut
- 1 Stck Möhren
- 1 Stck Apfel
- 1 Stck Zwiebel
- 3 EL   Öl
- 1 Preis Pfeffer
- 1 Preis Boden Kümmel

VORBEREITUNG

Legen Sie das Sauerkraut in eine Schüssel und gießen Sie bei Bedarf etwas Saft ab.

Dann die Karotte und den Apfel schälen und grob reiben. Zwiebel schälen und hacken.

Mischen Sie das vorbereitete Gemüse mit dem Öl in das Sauerkraut. Zum Schluss mit Pfeffer und Kümmel würzen und 15 Minuten ziehen lassen.

SALSA

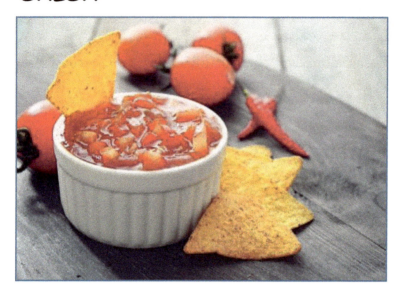

S.

Portionen: 4

ZUTATEN

- 5 Stk Tomaten
- 2 Stk Chilischoten
- 1 Stck Zwiebel
- 2 EL   Zitronensaft
- 1 Preis Salz-
- 1 Preis Pfeffer
- 1 EL   Essig

VORBEREITUNG

Tomaten und Chilischoten waschen und in kleine Würfel schneiden. Dann die Zwiebel schälen und fein hacken.

Alle vorbereiteten Zutaten mischen, Essig und Zitronensaft unterrühren und mit Salz und Pfeffer würzen.

Mit einem Stabmixer grob pürieren und mindestens 2 Stunden im Kühlschrank ziehen lassen.

WEISSER BOHNENSALAT

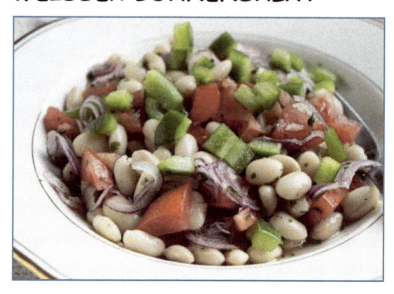

S.

Portionen: 2

ZUTATEN

- 2 Stk Paprika
- 2 Stk Tomaten
- 1 Stck Frühlingszwiebel
- 1 Dose Bohnen, weiß
- 1 TL   Petersilie, getrocknet
- 1 TL   Zitronensaft
- 3 EL   Olivenöl
- 1 EL   Apfelessig
- 0,25 TL   Salz-
- 0,25 TL   Pfeffer

VORBEREITUNG

Waschen Sie zuerst die Tomaten, schneiden Sie sie in kleine Würfel, legen Sie sie in eine Salatschüssel und machen Sie dasselbe mit den Paprikaschoten. Dann die Frühlingszwiebeln waschen, diagonal in schmale Ringe schneiden und hinzufügen.

Gießen Sie nun die Bohnenkonserven durch ein Sieb und spülen Sie sie unter dem Wasserhahn mit Wasser ab, bis sich kein Schaum mehr bildet. Dann die weißen Bohnen zum Gemüse in der Schüssel geben.

Zum Schluss Öl, Essig, Zitronensaft, Petersilie, Salz und Pfeffer hinzufügen. Nun den Salat mit den weißen Bohnen gut mischen und genießen!

RAKETENSUPPE MIT
KOKOSNUSSMILCH

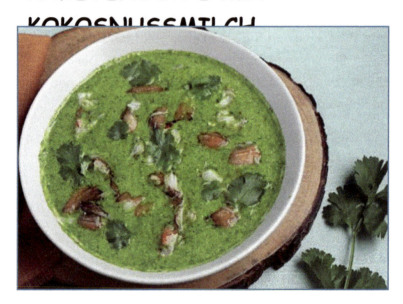

Portionen: 4

ZUTATEN

- 150 G. Rucola
- 2 Stk Schalotten
- 2 Stk Knoblauchzehen
- 20 G.   Butter
- 0,5 Stk   Chili-Pfeffer, rot
- 1 Stck Ingwer, frisch, 3 cm
- 600 ml Gemüsebrühe
- 400 ml Ungesüßte Kokosmilch aus der Dose
- 2 EL   Limettensaft
- 1 Preis Salz-

- 2 EL   Korianderblätter gehackt

für das Richtfest

- 150 G. Nordseekrabbenfleisch
- 1 EL   Koriander Blätter

VORBEREITUNG

Zuerst die Schalotten sowie den Knoblauch und den Ingwer schälen und in feine Stücke schneiden.

Dann den Chili-Pfeffer entkernen, die Schote waschen und in feine Würfel schneiden. Die Rakete aussortieren, gut waschen und abtropfen lassen.

Nun die Butter in einem Topf erhitzen und die Schalotten, Knoblauch, Ingwer und Chili-Würfel ca. 3-4 Minuten darin schwitzen.

Fügen Sie die Rucola hinzu und rühren Sie sie ein. Gießen Sie dann die Brühe und die Kokosmilch hinein, fügen Sie den Limettensaft hinzu und lassen Sie alles bei mittlerer Hitze etwa 10 Minuten lang köcheln.

In der Zwischenzeit die Krabben kurz unter kaltem Wasser abspülen und abtropfen lassen.

Die Rucola-Suppe mit Kokosmilch aus der Hitze ziehen, mit Salz und dem gehackten Koriander würzen und die Suppe mit einem Stabmixer pürieren.

Dann die Suppe in vorgeheizte Suppenteller gießen, die Garnelen darauf verteilen, mit ein paar Korianderblättern bestreuen und sofort servieren.

ROTPUNKTIGE

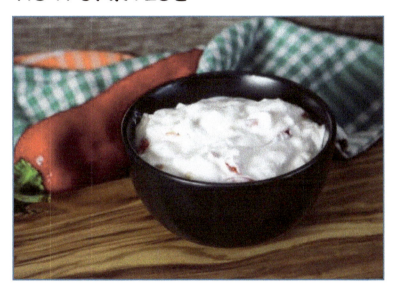

S.

Portionen: 4

ZUTATEN

- 3 Stk Knoblauchzehe
- 3 Stk Spitzpfeffer, rot
- 1 Preis Salz-
- 1 Preis Pfeffer
- 4 EL   Saure Sahne oder Crème Fraîche
- 200 G. Frischkäse
- 1 Stck Zwiebel

VORBEREITUNG

Paprika waschen, Stängel und Samen entfernen und sehr klein würfeln.

Dann die Zwiebel schälen und in sehr kleine Würfel schneiden.

Schälen Sie auch die Knoblauchzehen.

Nun den Frischkäse, die Zwiebelstücke, den Paprika und die saure Sahne in einer Schüssel gut mischen.

Zum Schluss die Knoblauchzehen mit der Presse in die Masse drücken und den roten, spitzen Pfeffer mit Salz und Pfeffer würzen.

ROTE RÜBENSUPPE

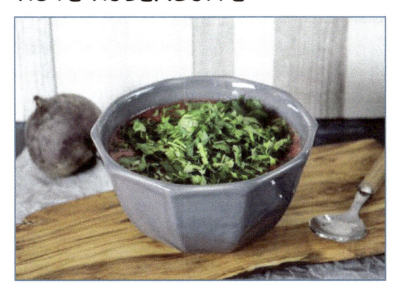

S.

Portionen: 4

ZUTATEN

- 3 Kn   Rote Beete, klein
- 3 zwischen   Estragon
- 2 Stk Zwiebeln
- 6 Stk Kartoffeln
- 8 Stk Pilze
- 2 Stk Sternanis
- 8 Stk Wacholderbeeren
- 1 Preis Salz-
- 1 Preis Pfeffer
- 1 l   Wasser
- 0,5 Föderation   Petersilie zum Garnieren

- 4 EL   Sahnejoghurt

VORBEREITUNG

Die frische Rote Beete schälen (Handschuhe tragen), in Würfel schneiden und in einem Topf mit etwas Wasser zum Kochen bringen.

In der Zwischenzeit den Estragon waschen, trocken schütteln und zupfen.

Zwiebeln und Kartoffeln schälen. Schneiden Sie die Zwiebeln in Ringe und die Kartoffeln in Keile.

Dann die frischen Pilze gründlich waschen und vierteln.

Dann alles mit dem Sternanis und den Wacholderbeeren in den Topf geben, mit Salz und Pfeffer würzen und ca. 25 Minuten köcheln lassen.

Dann die Suppe mit einem Stabmixer fein pürieren und etwas Sahnejoghurt einrühren.

Zum Schluss die Suppe nochmals mit Salz und Pfeffer würzen und den Estragon und die Petersilie als Belag über die Rote-Bete-Suppe gießen.

ROTE RÜBENSUPPE

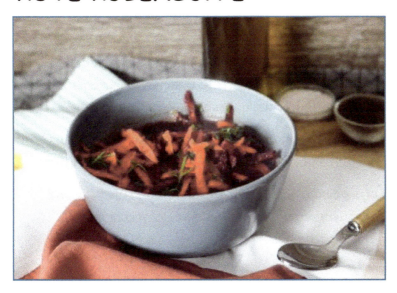

S.

Portionen: 4

ZUTATEN

- 500 G. Rote Beete
- 2 Stk Möhren
- 1,5 l   Gemüsebrühe
- 2 EL   Essig
- 1 Föderation Petersilie
- 1 Preis Salz-
- 1 Preis Zucker
- 1 Preis Schwarzer Pfeffer aus der Mühle
- 1 Schuss   Olivenöl

VORBEREITUNG

Karotten und Rote Beete schälen und grob reiben. Tragen Sie Küchenhandschuhe, da die Rote Beete stark abreibt.

Dann in einem Topf die Gemüsebrühe zum Kochen bringen und das vorbereitete Gemüse hinzufügen und ca. 20 Minuten köcheln lassen.

In der Zwischenzeit die Petersilie waschen, trocken schütteln und fein hacken.

Nun die Suppe mit Essig, Olivenöl, Salz, Pfeffer und Zucker würzen und die Petersilie unterrühren.

ROHFenchelsalat

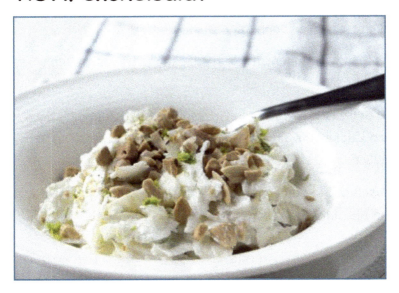

S.

Portionen: 4

ZUTATEN

- 4 Kn   Fenchel
- 1 Stck Zitronen, Saft

für das Dressing

- 1 Bch   Joghurt
- 1 EL   Öl
- 1 Preis Salz-
- 1 Preis Zucker

VORBEREITUNG

Den Fenchel reinigen, die harten äußeren Stiele entfernen, halbieren, gründlich waschen und dann in dünne Streifen schneiden.

Dann mit Zitronensaft beträufeln und etwas ziehen lassen.

In der Zwischenzeit ein Dressing aus Öl, Joghurt, Salz und Zucker umrühren und über die Fenchelstreifen gießen.

Mischen Sie den rohen Fenchelsalat gut und kühlen Sie ihn bis zum Servieren.

RINDZUNGE MIT ROTWEIN-SAUCE

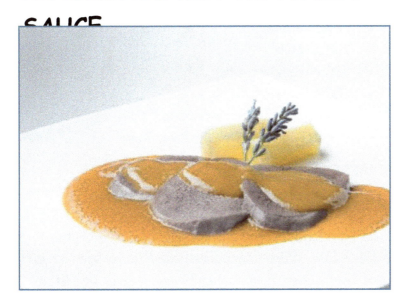

Portionen: 4

ZUTATEN

- 1 Stck Rinderzunge, geheilt
- 1 Stck Zwiebel
- 2 Stk Möhren
- 200 G. Sellerieknolle
- 1 Stg Lauch
- 1 Stck Lorbeerblatt
- 5 Stk Wacholderbeeren
- 5 Stk Pfefferkörner
- 500 ml Fleischsuppe

für die Rotweinsauce

- 1 Preis Salz-
- 1 Preis Pfeffer
- 60 G. Butter
- 2 EL   Mehl
- 600 ml Zungenbrühe
- 200 ml Rotwein
- 100 mg   Creme fraiche
- 1 Preis Paprikapulver, heiß wie Rose

VORBEREITUNG

Zubereitung der Rinderzunge:

Zuerst die Rinderzunge zusammen mit Fleischbrühe, Lorbeerblatt, Wacholderbeeren und Pfefferkörnern in einen Topf geben, zum Kochen bringen, dann die Hitze reduzieren und 2 Stunden köcheln lassen.

Zwiebel schälen und grob hacken. Karotten putzen und in Scheiben schneiden. Den Sellerie schälen und in Stangen schneiden. Schneiden Sie das Wurzelende und die dunkelgrünen Blätter vom Lauch ab, schneiden Sie den Rest in Scheiben und waschen Sie. Nach 2 Stunden Garzeit das Gemüse in die Brühe auf der Zunge geben und eine weitere Stunde köcheln lassen.

Heben Sie dann Ihre Zunge aus der Brühe, spülen Sie sie mit kaltem Wasser ab, ziehen Sie die Haut ab und wickeln Sie sie sofort in Frischhaltefolie, damit sie nicht austrocknet.

Gießen Sie die Brühe durch ein Sieb und sammeln Sie die Flüssigkeit in einem Topf. Zum Kochen bringen und auf ca. 2/3 reduzieren.

Zubereitung der Rotweinsauce:

Die Butter in einen kleinen Topf geben, schmelzen, dann das Mehl hinzufügen und mit dem Schneebesen umrühren. Jetzt mit dem Rotwein und der gekochten Zungenbrühe ablöschen und ständig umrühren, damit sie nicht verklumpen.

Zum Schluss die Sauce mit Paprika, Salz und Pfeffer würzen. Die Crème Fraîche unterrühren, um eine cremige Sauce zu erhalten.

KÖNIG PRAWNS MIT BASIL

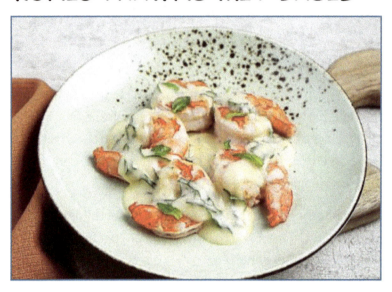

S.

Portionen: 4

ZUTATEN

- 26 StkRiesengarnelen, frisch, mit Köpfen
- 3 Stk Möhren
- 1 Stg Lauch
- 1 l   Gemüsebrühe

für die Soße

- 150 G. Mascarpone
- 2 TL   Wacholderbrand
- 0,5 Föderation   Basilikum
- 1 TL   Salz-
- 0,5 TL Pfeffer

VORBEREITUNG

Bei Riesengarnelen mit Basilikum zuerst die Garnelen mit kaltem Wasser waschen, mit Küchenpapier trocken tupfen, Schwanz und Kopf mit einer Drehbewegung entfernen, die Schale zusammenpressen, bis sie bricht, und die Schale vorsichtig vom Fleisch entfernen.

Schneiden Sie nun vorsichtig mit einem scharfen Messer in die Rückseite der Garnelenschwänze, bis der schwarze Darm (sieht aus wie ein Faden) sichtbar ist. Entfernen Sie dies vorsichtig mit Ihren Fingern oder einem Messer.

Dann die Garnelenschwänze erneut mit kaltem Wasser waschen und mit Küchenpapier trocken tupfen.

Karotten putzen und in feine Stücke schneiden. Lauch putzen, in Ringe schneiden und waschen.

Die Gemüsebrühe in einem Topf erhitzen und die Karotten und den Lauch 10 Minuten ziehen lassen. Die vorbereiteten Garnelenschwänze 8 Minuten in der Brühe kochen.

In der Zwischenzeit für die Sauce die Mascarpone in einem Topf leicht erhitzen, den Wacholderschnaps einrühren und etwas einkochen lassen.

Basilikum waschen, trocken schütteln, Blätter zupfen und in Streifen schneiden.

Nun die Basilikumstreifen in die Sauce ziehen und mit Salz und Pfeffer würzen.

Zum Schluss die Garnelen aus der Brühe heben, mit Küchenpapier trocknen und mit der Sauce auf Tellern anrichten.

KÖNIG PRAWNS IN EINER CURRY MARINADE

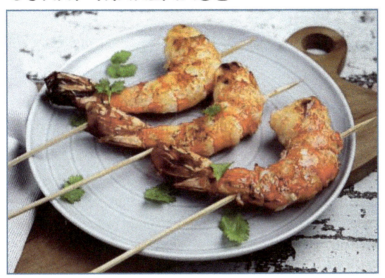

Portionen: 4

ZUTATEN

- 700 G. Riesengarnelen, geschält, kochfertig
- 1 Stck Limette, Saft
- 1 TL   Knoblauchpulver
- 3 EL   Curry Paste, rot
- 1 Msp Koriander, gemahlen

VORBEREITUNG

Für die Marinade den Limettensaft auspressen und Limettensaft, Koriander, Knoblauchpulver und Curry-Paste in einer großen Schüssel mischen.

Garnelen waschen, mit einem scharfen Messer auf den Rücken schneiden, um sie zu öffnen und aus der Schale zu heben.

Dann die Garnelen in die Marinade geben und mindestens 30 Minuten im Kühlschrank ziehen lassen. Holzspieße in Wasser einweichen.

Dann die Garnelen auf die eingeweichten Holzspieße legen und auf beiden Seiten 5 Minuten grillen, bis die Riesengarnelen in einer Curry-Marinade rosa geworden sind und durchgegart sind.

RHUBARB COMPOTE

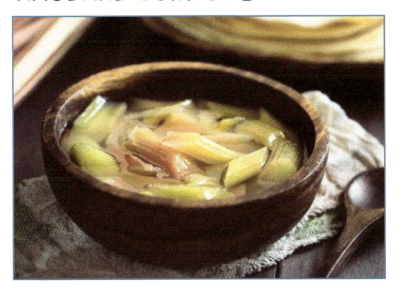

S.

Portionen: 4

ZUTATEN

- 600 G. Rhabarber
- 150 G. Zucker
- 8 cm   Zitronenschale, unbehandelt
- 1 Stck Zimtstange (ca. 5 cm)

VORBEREITUNG

Entfernen Sie zuerst die faserige Haut gründlich von den Rhabarberstielen und schneiden Sie sie dann in 3-4 cm große Stücke.

Dann die Rhabarberstücke in eine Schüssel geben, mit Zucker bestreuen und unter gelegentlichem Rühren bis zu 3 Stunden stehen lassen.

Dann die Rhabarberstücke mit der Zitronenschale und der Zimtstange in einen Topf geben und auf niedriger Stufe in ihrem eigenen Saft kochen. Falls erforderlich, fügen Sie 1 - 2 Esslöffel Wasser hinzu. In ca. 8 Minuten (abhängig von der Dicke der Stücke) sollte der Rhabarber durch sein, aber nicht zu weich.

Zum Schluss das Rhabarberkompott in Dessertschalen gießen und kalt stellen, dabei die Zitronenschale und die Zimtstange entfernen. Fügen Sie beim Servieren etwas Zucker hinzu, um eine mögliche Süßung zu erreichen.

RADIESCHEN-SALAT

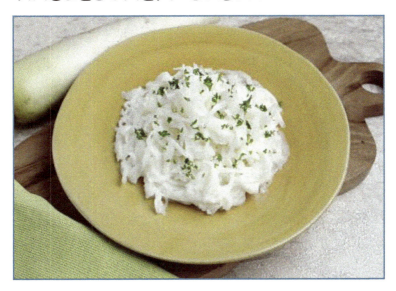

S.

Portionen: 4

ZUTATEN

- 2 Stk Rettich, weiß, frisch
- 4 EL   Naturjoghurt
- 3 EL   Schlagsahne
- 1 Preis Salz-

VORBEREITUNG

Waschen Sie zuerst die weißen Radieschen gut, schälen
und reiben Sie sie oder schneiden Sie sie in eine
Schüssel.

Dann Joghurt, Sahne und Salz für das Dressing mischen und den Radieschensalat damit marinieren.

REIS VOM DAMPFER

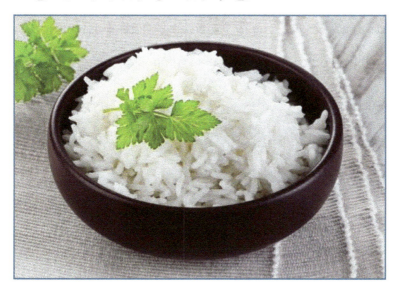

S.

Portionen: 6

ZUTATEN

- 500 G. Langkornreis
- 1 TL   Salz-
- 750 ml Wasser

VORBEREITUNG

Für Reis und Wasser wird im Dampfkochtopf in der
Regel ein Anteil von 1 bis 1,5 angenommen. Es gibt also 1
1/2 Tassen Wasser für jede Tasse Reis

Gießen Sie das Wasser in den Dampfgarer und gießen Sie den Reis in einen nicht perforierten Behälter des Dampfgarers und fügen Sie einen Schuss Wasser hinzu.

Dann Salz hinzufügen, gut umrühren, den Dampfgarer auf 100 Grad stellen und den Reis ca. 20-25 Minuten kochen lassen.

Reis aus dem Dampfgarer mit jedem anderen Gericht servieren.

Tipps zum Rezept

Hervorragend geeignet für Seebrassen mit Gemüse oder nur gedämpftem Gemüse, um den Dampfkochtopf optimal zu nutzen und eine leichte und gesunde Mahlzeit zuzubereiten.

Bei dieser Zubereitungsform bleiben alle im Reis enthaltenen Zutaten, einschließlich einiger empfindlicher Vitamine, in ihrer ursprünglichen Form erhalten. Außerdem ist der im Dampfgarer gekochte Reis viel schmackhafter und nicht so abgetropft wie beim herkömmlichen Kochen.

Die obigen Informationen gelten für die angegebenen Reissorten. Bei Basmati oder Thai duftendem Reis dauert es etwas kürzer, 20 Minuten Garzeit sollten ausreichen. Mit einem Schuss Reisessig und etwas Zucker können Sie in 20 Minuten Kochzeit auch den perfekten Sushi-Reis zaubern.

RATATOUILLE VOM DAMPFER

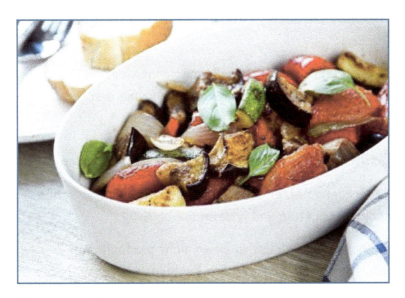

Portionen: 2

ZUTATEN

- 1 Preis Pfeffer
- 2 Stk Tomaten
- 300 G Zucchini
- 1 Stck Zwiebel
- 1 Stck Paprika, rot
- 1 Preis Salz-
- 1 Stck Knoblauchzehe
- 1 Föderation Oregano
- 100 ml Gemüsebrühe
- 2 EL Pesto Rosso
- 1 Stck Aubergine

VORBEREITUNG

Für eine Ratatouille aus dem Dampfgarer waschen Sie zuerst die Paprika, entfernen Sie sie aus dem Kern und schneiden Sie die Schoten in zwei Zentimeter große Stücke.

Zucchini und Aubergine waschen, längs vierteln und in etwa zwei Zentimeter dicke Stücke schneiden.

Zwiebel schälen und grob hacken.

Knoblauch schälen und in feine Scheiben schneiden.

Die Oreganoblätter von den Stielen pflücken, waschen, trocken schütteln und hacken.

Legen Sie das Gemüse in einen nicht perforierten Dampfgarer und mischen Sie Knoblauch, Oregano, Salz und Pfeffer unter.

Nun alles ca. 10 Minuten bei 100 ° C kochen und dann erneut mit Salz und Pfeffer würzen.

In der Zwischenzeit die Tomaten kreuzweise schneiden, kurz in kochendes Wasser legen und dann unter kaltem Wasser abschrecken, schälen, vierteln und entkernen.

Mischen Sie nun die Tomatenstücke vorsichtig mit dem restlichen Gemüse und dämpfen Sie weitere drei bis vier Minuten.

Zum Schluss die Gemüsebrühe zum Kochen bringen, das Pesto Rosso einrühren und die Brühe über das Gemüse gießen.

RADISCHE SUPPE MIT MINT

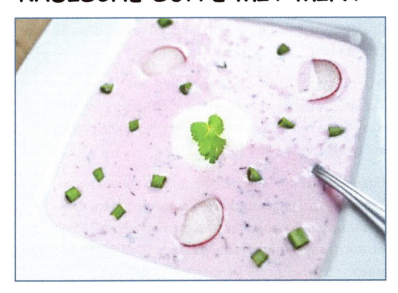

S.

Portionen: 4

ZUTATEN

- 600 G. Kartoffeln
- 1 Preis Salz-
- 1 Preis Pfeffer
- 400 g Rettich
- 1 Föderation Frühlingszwiebeln
- 1 EL Gemüsebrühe
- 25 G. Minzblätter
- 100 G. Schlagsahne

VORBEREITUNG

Waschen Sie die Kartoffeln, schälen Sie sie, schneiden Sie sie in kleine Stücke und kochen Sie sie zusammen mit der Gemüsebrühe in 800 ml Salzwasser etwa 15 Minuten lang.

In der Zwischenzeit die Radieschen und Frühlingszwiebeln waschen und in Scheiben schneiden. Legen Sie etwa 2 Radieschen beiseite, diese dienen später als Dekoration für die Suppe.

Fügen Sie nun die in Scheiben geschnittenen hinzu .Radieschen, das gewaschene Radieschengrün, die gewaschenen Minzblätter und die Frühlingszwiebeln zu den kochenden Kartoffeln. Weitere 10 Minuten köcheln lassen.

Dann den gesamten Inhalt des Topfes mit einem Stock pürieren, die Sahne einrühren und mit Salz und Pfeffer würzen.

Schneiden Sie nun die zurückgesetzten Radieschen in Scheiben und schneiden Sie den gewaschenen Schnittlauch in Rollen. Die Radieschensuppe mit den beiden Zutaten garnieren.

QUINOA PORRIDGE

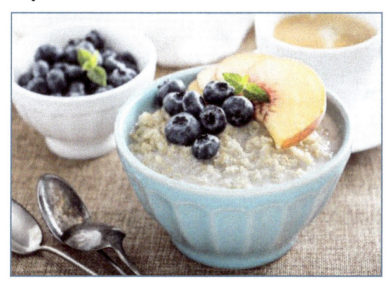

S.

Portionen: 4

ZUTATEN

- 1 Stck Vanilleschote
- 220 G. Andenhirse
- 270 ml Mandelmilch
- 220 ml Wasser
- 1 TL   Zimt
- 3 EL   Zucker, braun
- 1 Preis Salz-
- 120 G. Blaubeeren zum Garnieren
- 1 Stck Pfirsich zum Garnieren

VORBEREITUNG

Für den Quinoa-Brei zuerst die Vanilleschote längs abschneiden und das Vanillepulpe herauskratzen.

Dann das Fruchtfleisch mit Vanilleschote, Quinoa, Mandelmilch, Wasser, Zimt, Zucker und etwas Salz in einem Topf vermischen, bei geschlossenem Deckel zum Kochen bringen und ca. 20 Minuten leicht köcheln lassen. Kochen, bis die Quinoa die gesamte Flüssigkeit aufgenommen hat.

In der Zwischenzeit die Blaubeeren waschen und sortieren. Den Pfirsich waschen, entkernen und in dünne Scheiben schneiden.

Zum Schluss den Brei (ohne Vanilleschote) in kleine Dessertschalen geben und mit den Früchten (und möglicherweise einem Minzblatt) garnieren.

ANDENHIRSE EINTOPF

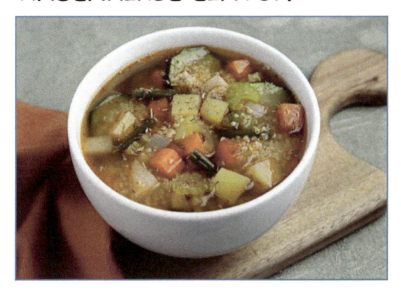

S.

Portionen: 4

ZUTATEN

- 80 G. Zwiebeln
- 250 g Kartoffeln
- 150 G. Möhren
- 200 G. Zucchini
- 200 G. Tomaten
- 100 G. grüne Bohnen
- 150 G. Kohlrabi
- 60 G. Sellerie
- 1 EL   Olivenöl
- 100 G. Andenhirse
- 850 ml Gemüsebrühe

- 1 EL Basilikum
- 1 TL Thymian
- 1 TL Rosmarin
- 1,5 EL Salz
- 1 EL Pfeffer

VORBEREITUNG

Zwiebeln schälen und in feine Würfel schneiden.
Kartoffeln und Karotten schälen, waschen und in
Würfel schneiden.

Entfernen Sie die Wurzeln und Stängel von der
Zucchini, waschen Sie sie und schneiden Sie sie in
Stücke.

Die Tomaten kurz mit heißem Wasser anbrühen, dann
mit kaltem Wasser abspülen, die Haut abziehen und die
Tomaten in Würfel schneiden.

Dann schneiden Sie die beiden Enden der Bohnen ab,
ziehen Sie die Fäden mit einem scharfen Messer ab,
waschen Sie die Bohnen und schneiden Sie sie in etwa 3
cm lange Stücke. Dann den Kohlrabi schälen, waschen
und in Würfel schneiden.

Waschen Sie den Sellerie, entfernen Sie alle Fäden mit
einem scharfen Messer und schneiden Sie den Sellerie
in Scheiben.

Dann das Olivenöl in einem Topf erhitzen und die
Zwiebelwürfel und das Gemüse (Kartoffeln, Karotten,
Zucchini, Tomaten, Bohnen, Kohlrabi und Sellerie) darin
kurz anbraten.

Nun die Quinoa dazugeben, alles mischen, die Gemüsebrühe einfüllen, mit Salz und Pfeffer würzen, zum Kochen bringen und 15-20 Minuten bei niedriger Temperatur leicht köcheln lassen.

In der Zwischenzeit Thymian, Rosmarin und Basilikum waschen, trocken schütteln und in feine Stücke schneiden.

Zum Schluss den Qunoa-Eintopf mit den Kräutern verfeinern, mit Salz und Pfeffer würzen und servieren.

QUARK

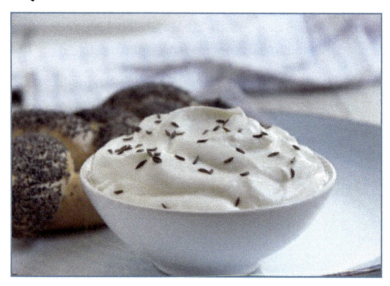

S.

Portionen: 4

ZUTATEN

- 2 Stk Knoblauchzehe
- 1 TL   Kümmel
- 1 Msp Paprikapulver, edel süß
- 1 Preis Salz-
- 1 Preis Pfeffer
- 125 G. Sauerrahm
- 2 EL   Senf
- 250 g Quark
- 1 Stck Zwiebel

VORBEREITUNG

Zwiebel und Knoblauch schälen und hacken.

Nun in einer Schüssel die vorbereiteten Zutaten mit Quark, Senf, Sauerrahm, Kümmel und Paprikapulver zu einer cremigen Masse verrühren.

Zum Schluss den Quarkkäse mit Salz und Pfeffer würzen und 30 Minuten im Kühlschrank ziehen lassen.

QUARK MIT PASSION FRUIT SAUCE

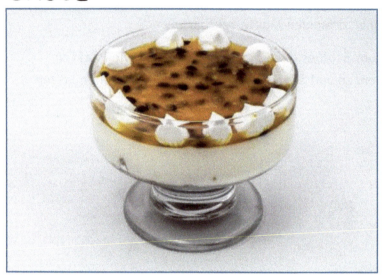

Portionen: 1

ZUTATEN

- 125 G. Magerquark
- 1 TL   Agavendicksaft
- 1 Stck Passionsfrucht
- 1 TL   Lebensmittelstärke
- 1 Stck Orange
- 1 EL   Honig, flüssig
- 50 ml Schlagsahne

VORBEREITUNG

Mischen Sie zuerst den Quark mit dem Agavensirup und kühlen Sie ihn 10 Minuten lang.

In der Zwischenzeit die Passionsfrucht halbieren, das Fruchtfleisch entfernen und mit der Maisstärke in einer Schüssel mischen.

Drücken Sie nun die Orange aus und rühren Sie den Saft zusammen mit dem Honig der Passionsfruchtmischung ein.

Dann die Passionsfruchtsauce in einem Topf bei schwacher Hitze 5 Minuten erhitzen und abkühlen lassen.

Schlagsahne sehr steif schlagen und in einen hautfüllenden Sack gießen.

Zum Schluss den Quark in ein Dessertglas geben, die Passionsfruchtsauce darüber gießen, kleine Tupfer mit der Schlagsahne anrichten und servieren.

COTTAGE CHEESE DIP MIT KRESSE

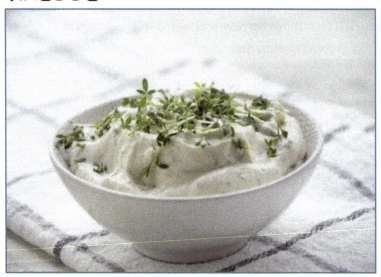

Portionen: 4

ZUTATEN

- 1 Stck Zwiebel
- 1 Föderation Kresse
- 200 G. Quark
- 4 EL Schlagsahne
- 1 TL Öl
- 1 Preis Zucker
- 1 Preis Pfefferweiß

VORBEREITUNG

Zuerst die Zwiebel schälen und fein hacken.

Als nächstes mischen Sie die Sahne mit dem Quark.

Mischen Sie nun die Zwiebeln mit dem Zucker, dem Salz und etwas Öl in die Quarkmischung.

Dann die Kresse waschen, trocknen, fein hacken und mit dem Quark mischen.

Zum Schluss den Quark-Dip mit Kresse und Pfeffer würzen und servieren.

QUARK DIP FÜR KARTOFFELN

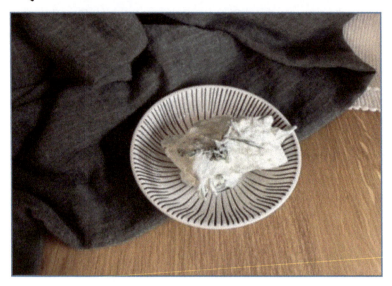

S.

Portionen: 4

ZUTATEN

- 250 g Magerquark
- 1 Stck Knoblauchzehe
- 2 EL   Mineralwasser
- 4 EL   Kräuter, gemischt, frisch gehackt
- 2 TL   Zitronensaft
- 1 zwischen   Petersilie
- 1 Preis Pfefferweiß
- 1 Preis Salz-

VORBEREITUNG

Mischen Sie zuerst den Quark mit dem Mineralwasser.

Den Knoblauch schälen und hacken, dann die Kräuter (optional Petersilie, Dill, Kerbel) in den Quark geben.

Dann den Quark-Dip für Kartoffeln mit Salz und Pfeffer würzen und vorsichtig mit Zitronensaft würzen.

Vor dem Servieren den Dip mit gewaschenen und gezupften Petersilienblättern garnieren.

TÜRKEI SCHNITZEL MIT REIS

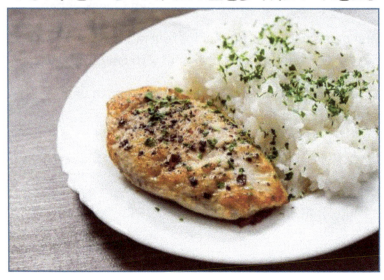

Portionen: 4

ZUTATEN

- 4 Stk Putenschnitzel
- 1 Preis Salz-
- 1 Preis Curry Pulver
- 2 EL   Öl
- 1 Preis Pfeffer

für den Reis

- 1 Preis Salz-
- 1 Tasse   Reis
- 2 Tasse   Wasser

VORBEREITUNG

Für das Putenschnitzel mit Reis zuerst den Reis zubereiten. Dazu den Reis mit Wasser und einer Prise Salz in einem Topf zum Kochen bringen, die Hitze reduzieren und ca. 15-20 Minuten kochen lassen.

In der Zwischenzeit das Putenschnitzel gut waschen, mit Küchenpapier trocken tupfen und mit Salz, Pfeffer und Curry würzen.

Dann das Öl in einer Pfanne erhitzen und das Schnitzel auf jeder Seite ca. 5 Minuten braten.

Servieren Sie das Putenschnitzel mit dem Reis und gießen Sie die Fleischbrühe darüber, wenn Sie möchten.

BRATEN-TÜRKEI-ROLLE

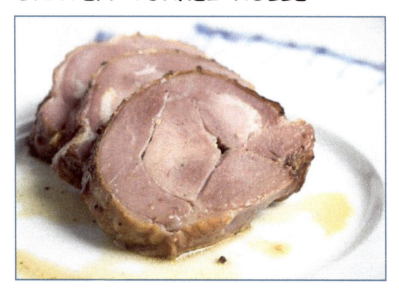

S.

Portionen: 6

ZUTATEN

- 200 G. Pflaumen
- 1,2 kg Putenbrust als Bratenbrötchen
- 1 TL   Salz-
- 0,5 TL Pfeffer
- 2 TL   Senf
- 3 Spr Obstessig
- 2 Stk Zwiebel, gehackt
- 1 Stck Knoblauchzehe, gehackt
- 1 EL   Zitronenmelisse, gehackt
- 5 EL   Semmelbrösel
- 1 Stck Ei

- 4 EL   Öl
- 125 ml Rotwein
- 150 ml Creme fraiche

VORBEREITUNG

Gießen Sie warmes Wasser über die Pflaumen und lassen Sie es 4 Stunden einweichen. Dann die Pflaumen durch ein Sieb gießen, halbieren, steinigen und in Würfel schneiden.

Nun Zitronenmelisse, Zwiebel- und Knoblauchstücke, Semmelbrösel, Pflaumenstücke und Ei gut mischen.

Dann das Fleisch auf einer Seite mit Salz und Pfeffer einreiben, mit dem Senf bestreichen und mit etwas Essig beträufeln.

Die Pflaumenfüllung auf dem Fleisch verteilen und aufrollen - mit Küchengarn umwickeln.

Dann lassen Sie das Öl in einer Pfanne heiß werden und braten den Braten überall.

Dann im vorgeheizten Backofen (220 ° oben und unten) 30 Minuten kochen lassen. Nach 10 Minuten Braten, wenn der Braten etwas Farbe angenommen hat, 400 ml heißes Wasser um das Fleisch gießen. Gießen Sie während der Bratzeit immer wieder die Fleischbrühe über den Braten.

Lassen Sie den fertigen Putenbraten weitere 10 Minuten im Ofen ruhen. In der Zwischenzeit den Braten durch ein Sieb gießen, mit Wein und Crème Fraiche sowie Salz und Pfeffer verfeinern.

TÜRKEI BEIN GEBRATEN

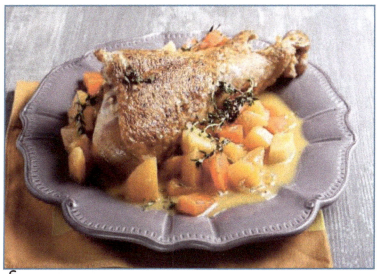

S.

Portionen: 4

ZUTATEN

- 1 Stck Putenbein (ca. 1,5 kg)
- 2 Stk Möhren
- 2 Stk Zwiebeln
- 1 Stck Lorbeerblatt
- 5 Stk Knoblauchzehen
- 5 Stk Wacholderbeeren, gepresst
- 1 zwischen   Rosmarin
- 1 zwischen   Thymian
- 1,5 TL Paprikapulver, edel süß
- 1 Tasse   Salz-
- 0,5 TL Pfeffer

- 2 EL Öl
- 250 ml Gemüsebrühe
- 1 Preis Lebensmittelstärke
- 2 Stk Kartoffeln

VORBEREITUNG

Heizen Sie den Ofen zuerst auf 180 Grad vor (Hitze von oben nach unten).

Das Putenbein waschen, trocken tupfen und mit Salz, Pfeffer und Paprikapulver gut einreiben.

Dann etwas Öl in einer geräumigen Pfanne oder Bratpfanne erhitzen und das Putenbein darin braten. Stellen Sie dann die Pfanne in den vorgeheizten Ofen und lassen Sie sie eine weitere Stunde köcheln. Während dieser Zeit etwas Gemüsebrühe über das Putenbein gießen.

In der Zwischenzeit die Karotte abkratzen und grob schneiden. Kartoffeln schälen, waschen und in große Stücke schneiden. Zwiebeln und Knoblauch schälen und hacken.

Dann das Gemüse, das Lorbeerblatt, die Wacholderbeeren, den Rosmarin und den Thymian zum Bein in der Bratpfanne geben und weitere 30 Minuten braten.

Das geschmorte Truthahnbein aus der Pfanne heben. Gießen Sie das Gemüse und die Soße durch ein Sieb. Mischen Sie die Flüssigkeit mit der Maisstärke, würzen

Sie sie mit Salz und Pfeffer und fügen Sie das Gemüse erneut hinzu.

Zum Schluss das geschmorte Putenbein mit dem gedünsteten Gemüse und der Sauce servieren.

TÜRKEI CURRY MIT ANANAS

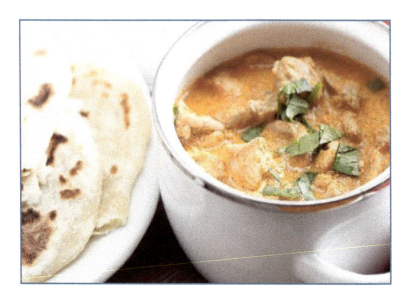

Portionen: 4

ZUTATEN

- 350 G. Putenfleisch
- 2 Stk Zwiebel, gehackt
- 1 Stck Paprika, grün
- 250 g Ananas, frisch
- 1 Stck Banane
- 2 EL   Pflanzenöl, neutral
- 200 ml Kokosmilch, ungesüßt
- 1,5 TL Curry Pulver
- 1 TL   Tandoori-Pulver
- 1 Preis Salz-

VORBEREITUNG

Putenfleisch mit kaltem Wasser abspülen, trocken tupfen und in Würfel schneiden.

Paprika putzen, entkernen, waschen und in feine Streifen schneiden.

Schneiden Sie das Fruchtfleisch der Ananas in kleine Stücke und schneiden Sie den Stiel keilförmig aus.

Die Banane schälen und in Scheiben schneiden.

Nun die Zwiebel- und Pfefferstücke in 1 Esslöffel heißem Öl im Wok ca. 1 Minute braten, dann bis zum Rand schieben.

Das restliche Öl im Wok erhitzen und die Putenstücke 3 Minuten braten.

Rühren Sie die Bratreste mit der Kokosmilch und fügen Sie die Ananasstücke und die Bananenscheiben hinzu.

Dann das Curry und das Tadoori-Pulver hinzufügen und alles zusammen rühren. Kurz zum Kochen bringen und mit Salz abschmecken.

CLASSICO TÜRKEI BRATEN

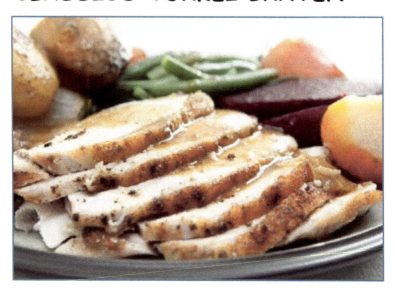

S.

Portionen: 4

ZUTATEN

- 1 Stck Gebratener Truthahn (ohne Knochen, ca. 1 kg)
- 2 Stk Zwiebel (mittel)
- 200 ml Gemüsebrühe
- 1 EL   Senf
- 1 EL   Honig
- 1 EL   Olivenöl
- 1 Preis Salz-
- 1 Preis Pfeffer (frisch gemahlen)
- 1 TL   Majoran
- 1 TL   Thymian

VORBEREITUNG

Waschen Sie zuerst den Putenbraten unter fließendem Wasser und tupfen Sie ihn dann trocken. Von allen Seiten gut mit Salz und Pfeffer einmassieren. Dann mischen Sie das Olivenöl, Honig und Senf zu einer cremigen Paste und beschichten Sie das Fleisch vollständig.

Legen Sie nun den Braten in eine ofenfeste Schüssel oder ein Tablett. Legen Sie den Speck darauf und braten Sie den Braten etwa 30 Minuten lang bei 180 ° (vorgeheizt, fächerunterstützt).

In der Zwischenzeit 200 ml Gemüsebrühe mit Pfeffer, Thymian und Majoran würzen und zum Braten in den Ofen geben. Dann die geschälten und geviertelten Zwiebeln um den Braten verteilen und weitere 60 Minuten braten.

Zwischendurch (alle 10 - 15 Minuten) die Brühe über den Braten gießen, damit der Speck nicht verbrennt. Wenn es zu dunkel wird, nehmen Sie es einfach heraus.

Schalten Sie nach dem Garen den Backofen aus und lassen Sie den Braten weitere 2-3 Minuten stehen. Zum Schluss den Braten noch warm auf einem Brett in Scheiben schneiden und auf einem Teller anrichten. Die Fleischbrühe durch ein Sieb passieren und bei mittlerer Hitze kurz mit 1 Teelöffel Maisstärke eindicken. Gießen Sie dies über die Putenscheiben und servieren Sie.

TÜRKEI UND GEMÜSE
SHASHI IK

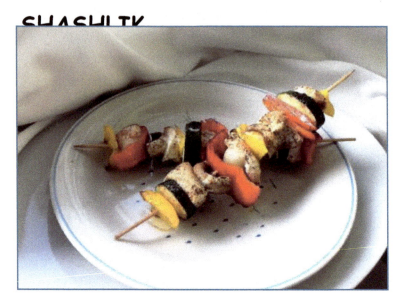

Portionen: 4

ZUTATEN

- 400 g Putenbrust, frisch
- 2 Stk Paprika, gelb und rot
- 2 Stk Schalotten
- 1 Stck Zucchini
- 8 Stk Pilze, frisch
- 1 Preis Salz-
- 1 Preis Pfefferweiß
- 1 TL   Paprikapulver, edel süß
- 2 EL   Olivenöl

VORBEREITUNG

Waschen Sie zuerst die Putenbrust, tupfen Sie sie trocken und schneiden Sie sie in mundgerechte Stücke.

Paprika waschen, reinigen und entkernen und in mundgerechte Stücke schneiden.

Schalotten schälen und halbieren. Die Zucchini putzen und waschen und in 1 cm dicke Scheiben schneiden, dann die Pilze putzen und halbieren.

Legen Sie nun die Fleisch- und Gemüsestücke abwechselnd auf Holzspieße und würzen Sie sie mit Salz, Pfeffer und Paprika.

Dann den Puten- und Gemüseschaschlik in einer Pfanne mit heißem Öl anbraten und weitere 10 Minuten bei schwacher Hitze bei geschlossenem Deckel kochen.

PORRIDGE MIT JOGURT

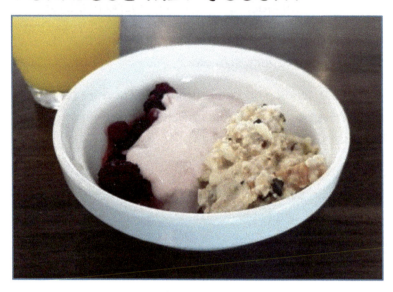

S.

Servieren: 2

ZUTATEN

- 1 Tasse   Haferflocken
- 1,5 Tasse   Wasser
- 1 Preis Salz-
- 200 mg   Joghurt, z. B. Erdbeerjoghurt,
  Naturjoghurt usw.
- 4 EL   Obst, eingelegt oder frisch

VORBEREITUNG

Für den klassischen Brei die Haferflocken in einer
beschichteten Pfanne ohne Öl kurz rösten.

Dann die Haferflocken mit dem Wasser in einen Topf geben und etwas Salz hinzufügen.

Den Topf unter ständigem Rühren zum Kochen bringen und 3-4 Minuten köcheln lassen - bis er eine weiche und matschige Konsistenz hat.

Zum Schluss den Brei in Schalen legen und mit Joghurt (zB Natur- oder Erdbeerbrei) und ein paar frischen Früchten garnieren.

PORRIDGE MIT CHIA-SAMEN

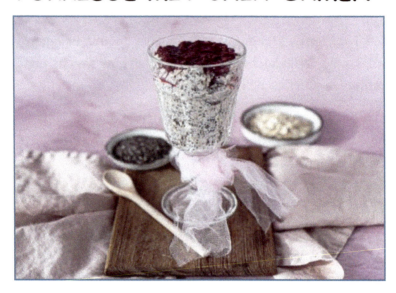

S.

Servieren: 4

ZUTATEN

- 400 g Haferflocken
- 1 EL Mohn
- 3 EL Chia-Samen
- 400 ml Mandelmilch
- 1 Preis Zimt

für die Soße

- 200 G. Himbeeren, frisch oder gefroren
- 1 EL Honig
- 1 Schuss Zitronensaft
- 1 Preis Kardamom

VORBEREITUNG

Mischen Sie die Haferflocken am Vortag mit Mohn und Zimt und gießen Sie die Hälfte der Mandelmilch in eine Schüssel. Dann über Nacht im Kühlschrank ziehen lassen.

Mischen Sie die Chiasamen mit dem Rest der Mandelmilch in einer anderen Schüssel, damit keine Klumpen zurückbleiben, und stellen Sie sie auch über Nacht in den Kühlschrank.

Mischen Sie am nächsten Tag das Haferflocken mit den Chiasamen.

Dann die Himbeeren auswählen und in einem kleinen Topf mit Zitrone, Honig und Kardamom bei mittlerer Flamme zum Kochen bringen und mit einem Stabmixer pürieren.

Füllen Sie den Brei mit Chiasamen in kleinen Schüssen und gießen Sie die heiße Himbeersauce darüber.

POLENTA BASE

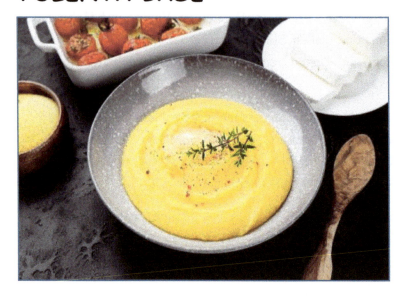

S.

Servieren: 4

ZUTATEN

- 1 l   Wasser
- 250 g Polenta
- 2 EL   Margarine, vegan
- 1 TL   Salz-
- 1 Preis Pfeffer
- 1 Preis Muskatnuss, gerieben
- 0,5 TL Zitronensaft
- 0,5 TL Paprikapulver, edel süß

VORBEREITUNG

Zuerst Wasser in einem Topf zum Kochen bringen, dann die Polenta darüber streuen und unter Rühren zum Kochen bringen; Lassen Sie es dann bei schwacher Hitze etwa 25 bis 30 Minuten lang unter regelmäßigem Rühren anschwellen.

Fügen Sie am Ende der Garzeit Butter, Salz, Pfeffer, Muskatnuss, Paprikapulver und Zitronensaft hinzu und servieren Sie die Polentabasis entweder warm oder verwenden Sie sie für andere Rezepte.

GRUNDLEGENDES PIZZA-

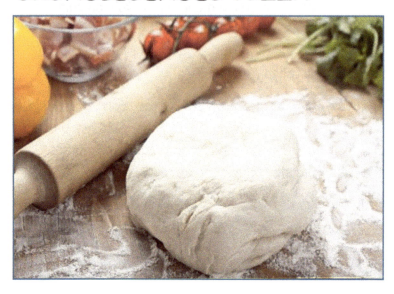

S.

Portionen: 4

ZUTATEN

- 200 ml Wasser, lauwarm
- 20 G. Hefe, frisch
- 350 G. Mehl Typ 501
- 1 EL   Honig zum Auflösen der Hefe
- 2 EL   Olivenöl oder Rapsöl
- 2 TL   Salz-
- 1 Preis Zucker

VORBEREITUNG

Für den Pizzateig zuerst das Mehl in eine Schüssel sieben. Die Hefe wird in Honig (oder in Wasser) gelöst und zusammen mit Wasser, Salz, Olivenöl und einer Prise Zucker zum Mehl gegeben.

Mit dem Teighaken zu einem Teig mischen und mit den Händen gut kneten. Nachdem der Teig zu einer gleichmäßigen Masse geknetet wurde, rollen Sie ihn auf die gewünschte Größe aus und lassen Sie ihn 30 Minuten gehen.

Die Pizza kann nach Belieben belegt werden. Es ist jedoch eine gute Idee, die klassische Tomatensauce zu verwenden und Kreativität mit dem Belag zu zeigen.

Wichtig: Geben Sie nicht zu viel auf die Pizza, da der Teig sonst beim Backen nicht genug atmen kann. Nach dem Belag ca. 20 Minuten bei 200 Grad (Konvektion) backen und dann genießen!

WÜRZIGER
SCHMETTERLINGSQUASH

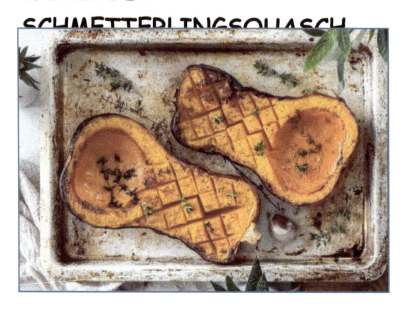

Portionen: 4

ZUTATEN

- 1 Stck Kürbis (Butternuss)
- 0,5 TL Fenchelsamen
- 2 TL   Koriandersamen
- 1 Preis Chilipulver (nach Bedarf)
- 1 Stck Knoblauchzehe
- 4 zwischen Oregano, frisch
- 1 Preis Salz und Pfeffer
- 2 EL   Olivenöl

VORBEREITUNG

Zuerst den Kürbis waschen, halbieren, das faserige Innere und die Samen mit einem Löffel herauskratzen und entfernen.

Dann die Fenche-Samen, Koriander-Samen und Chili in einem Mörser zu einem Pulver zerkleinern und Salz und Pfeffer unterrühren.

Nun die Knoblauchzehe abziehen, hacken, hinzufügen und kräftig untermischen, dann die Kräuterpaste in eine Schüssel geben, Olivenöl hinzufügen und gut mischen. Oregano waschen und trocken schütteln.

Dann den Ofen auf 200 Grad vor / unten vorheizen, den Kürbis mit der Gewürzpaste bestreichen, in eine Auflaufform geben, Oreganozweige hinzufügen und ca. 30 Minuten backen, bis der Kürbis weich geworden ist.

Zum Schluss den würzigen Butternusskürbis aus dem Ofen in 4 Portionen teilen, auf Teller legen und servieren.

FAZIT

Wenn Sie ein paar Pfund abnehmen möchten, wird die kohlenhydratarme und fettarme Ernährung irgendwann an Ihre Grenzen stoßen. Obwohl das Gewicht mit den Diäten reduziert werden kann, ist der Erfolg normalerweise nur von kurzer Dauer, da die Diäten zu einseitig sind. Wenn Sie also abnehmen und einen klassischen Jojo-Effekt vermeiden möchten, sollten Sie lieber Ihre Energiebilanz überprüfen und Ihren täglichen Kalorienbedarf neu berechnen.

Ideal ist es, eine sanfte Variante der fettarmen Ernährung mit 60 bis 80 Gramm Fett pro Tag fürs Leben einzuhalten. Es hilft, das Gewicht zu halten und schützt vor Diabetes und hohen Blutfetten mit all ihren Gesundheitsrisiken.

Die fettarme Ernährung ist vergleichsweise einfach umzusetzen, da Sie nur auf fetthaltige Lebensmittel verzichten oder deren Anteil an der täglichen Lebensmittelmenge stark einschränken müssen. Bei der Low-Carb-Diät hingegen sind eine viel genauere Planung und mehr Ausdauer erforderlich. Alles, was Sie wirklich füllt, ist normalerweise reich an Kohlenhydraten und sollte vermieden werden. Dies kann unter Umständen zu Heißhungerattacken und damit zu einem Versagen der Ernährung führen. Es ist wichtig, dass Sie richtig essen. Viele gesetzliche Krankenkassen bieten daher Präventionskurse an oder bezahlen Sie für eine individuelle Ernährungsberatung. Ein solcher Rat ist äußerst wichtig, insbesondere wenn Sie sich für eine Diät zur Gewichtsreduktion entscheiden, bei der Sie Ihre gesamte Diät dauerhaft ändern möchten. Ob Ihre private Krankenversicherung solche Maßnahmen bezahlt, hängt von dem Tarif ab, den Sie abgeschlossen haben.

Lightning Source UK Ltd.
Milton Keynes UK
UKHW020744030621
384855UK00001B/213